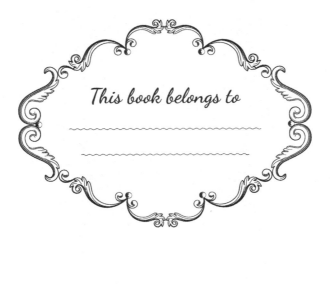

This book belongs to

Date ....

○ Sun ○ Mon ○ Tue ○ Wed ○ Thu ○ Fri ○ Sat

Date ....

○ *Sun* ○ *Mon* ○ *Tue* ○ *Wed* ○ *Thu* ○ *Fri* ○ *Sat*

Date ....
○ Sun ○ Mon ○ Tue ○ Wed ○ Thu ○ Fri ○ Sat

Date ....
○ *Sun* ○ *Mon* ○ *Tue* ○ *Wed* ○ *Thu* ○ *Fri* ○ *Sat*

Date ....

☐ Sun ☐ Mon ☐ Tue ☐ Wed ☐ Thu ☐ Fri ☐ Sat

Date ....

○ Sun ○ Mon ○ Tue ○ Wed ○ Thu ○ Fri ○ Sat

Date ....
☐ Sun ☐ Mon ☐ Tue ☐ Wed ☐ Thu ☐ Fri ☐ Sat

Date ....
☐ Sun ☐ Mon ☐ Tue ☐ Wed ☐ Thu ☐ Fri ☐ Sat

Date ....

☐ Sun ☐ Mon ☐ Tue ☐ Wed ☐ Thu ☐ Fri ☐ Sat

Date ....

○ Sun ○ Mon ○ Tue ○ Wed ○ Thu ○ Fri ○ Sat

Date ....

☐ Sun ☐ Mon ☐ Tue ☐ Wed ☐ Thu ☐ Fri ☐ Sat

Date ....

☐ Sun ☐ Mon ☐ Tue ☐ Wed ☐ Thu ☐ Fri ☐ Sat

Date ....

○ Sun ○ Mon ○ Tue ○ Wed ○ Thu ○ Fri ○ Sat

Date ....

○ Sun ○ Mon ○ Tue ○ Wed ○ Thu ○ Fri ○ Sat

Date ....

☐ Sun ☐ Mon ☐ Tue ☐ Wed ☐ Thu ☐ Fri ☐ Sat

Date ....

○ Sun ○ Mon ○ Tue ○ Wed ○ Thu ○ Fri ○ Sat

Date ....

○ Sun ○ Mon ○ Tue ○ Wed ○ Thu ○ Fri ○ Sat

Date ....

○ Sun ○ Mon ○ Tue ○ Wed ○ Thu ○ Fri ○ Sat

Date ....
○ *Sun* ○ *Mon* ○ *Tue* ○ *Wed* ○ *Thu* ○ *Fri* ○ *Sat*

Date ....

◯ Sun ◯ Mon ◯ Tue ◯ Wed ◯ Thu ◯ Fri ◯ Sat

Date ....

○ Sun ○ Mon ○ Tue ○ Wed ○ Thu ○ Fri ○ Sat

Date ....

○ Sun ○ Mon ○ Tue ○ Wed ○ Thu ○ Fri ○ Sat

Date ....
○ Sun ○ Mon ○ Tue ○ Wed ○ Thu ○ Fri ○ Sat

Date ....
☐ Sun ☐ Mon ☐ Tue ☐ Wed ☐ Thu ☐ Fri ☐ Sat

Date ....

○ Sun ○ Mon ○ Tue ○ Wed ○ Thu ○ Fri ○ Sat

Date ....

○ Sun ○ Mon ○ Tue ○ Wed ○ Thu ○ Fri ○ Sat

Date ....

☐ Sun ☐ Mon ☐ Tue ☐ Wed ☐ Thu ☐ Fri ☐ Sat

Date ....
○ Sun ○ Mon ○ Tue ○ Wed ○ Thu ○ Fri ○ Sat

○ Sun ○ Mon ○ Tue ○ Wed ○ Thu ○ Fri ○ Sat

Date ....

○ Sun ○ Mon ○ Tue ○ Wed ○ Thu ○ Fri ○ Sat

Date ....
☐ *Sun* ☐ *Mon* ☐ *Tue* ☐ *Wed* ☐ *Thu* ☐ *Fri* ☐ *Sat*

Date ....

☐ Sun ☐ Mon ☐ Tue ☐ Wed ☐ Thu ☐ Fri ☐ Sat

Date ....

◯ Sun   ◯ Mon   ◯ Tue   ◯ Wed   ◯ Thu   ◯ Fri   ◯ Sat

Date ....

○ Sun ○ Mon ○ Tue ○ Wed ○ Thu ○ Fri ○ Sat

Date ....

○ Sun ○ Mon ○ Tue ○ Wed ○ Thu ○ Fri ○ Sat

Date ....

☐ Sun ☐ Mon ☐ Tue ☐ Wed ☐ Thu ☐ Fri ☐ Sat

Date ....

☐ *Sun* ☐ *Mon* ☐ *Tue* ☐ *Wed* ☐ *Thu* ☐ *Fri* ☐ *Sat*

Date ....

☐ Sun ☐ Mon ☐ Tue ☐ Wed ☐ Thu ☐ Fri ☐ Sat

Date ....

○ Sun ○ Mon ○ Tue ○ Wed ○ Thu ○ Fri ○ Sat

Date ....

○ Sun ○ Mon ○ Tue ○ Wed ○ Thu ○ Fri ○ Sat

Date ....

☐ Sun ☐ Mon ☐ Tue ☐ Wed ☐ Thu ☐ Fri ☐ Sat

Date ....

○ Sun ○ Mon ○ Tue ○ Wed ○ Thu ○ Fri ○ Sat

Date ....

☐ Sun ☐ Mon ☐ Tue ☐ Wed ☐ Thu ☐ Fri ☐ Sat

Date ....

◯ Sun ◯ Mon ◯ Tue ◯ Wed ◯ Thu ◯ Fri ◯ Sat

Date ....
○ Sun ○ Mon ○ Tue ○ Wed ○ Thu ○ Fri ○ Sat

Date ....

○ Sun ○ Mon ○ Tue ○ Wed ○ Thu ○ Fri ○ Sat

Date ....

○ Sun ○ Mon ○ Tue ○ Wed ○ Thu ○ Fri ○ Sat

Date ....

☐ Sun ☐ Mon ☐ Tue ☐ Wed ☐ Thu ☐ Fri ☐ Sat

Date ....
☐ Sun ☐ Mon ☐ Tue ☐ Wed ☐ Thu ☐ Fri ☐ Sat

Date ....
○ *Sun* ○ *Mon* ○ *Tue* ○ *Wed* ○ *Thu* ○ *Fri* ○ *Sat*

Date ....
○ *Sun*　○ *Mon*　○ *Tue*　○ *Wed*　○ *Thu*　○ *Fri*　○ *Sat*

Date ....

☐ Sun ☐ Mon ☐ Tue ☐ Wed ☐ Thu ☐ Fri ☐ Sat

Date ....
◯ Sun ◯ Mon ◯ Tue ◯ Wed ◯ Thu ◯ Fri ◯ Sat

Date ....

☐ Sun ☐ Mon ☐ Tue ☐ Wed ☐ Thu ☐ Fri ☐ Sat

Date ....

☐ Sun ☐ Mon ☐ Tue ☐ Wed ☐ Thu ☐ Fri ☐ Sat

Date ....

○ Sun ○ Mon ○ Tue ○ Wed ○ Thu ○ Fri ○ Sat

Date ....

☐ Sun ☐ Mon ☐ Tue ☐ Wed ☐ Thu ☐ Fri ☐ Sat

Date ....

○ Sun ○ Mon ○ Tue ○ Wed ○ Thu ○ Fri ○ Sat

Date ....

☐ Sun ☐ Mon ☐ Tue ☐ Wed ☐ Thu ☐ Fri ☐ Sat

Date ....

○ Sun ○ Mon ○ Tue ○ Wed ○ Thu ○ Fri ○ Sat

Date ....

☐ Sun ☐ Mon ☐ Tue ☐ Wed ☐ Thu ☐ Fri ☐ Sat

Date ....
☐ Sun ☐ Mon ☐ Tue ☐ Wed ☐ Thu ☐ Fri ☐ Sat

Date ....

○ Sun ○ Mon ○ Tue ○ Wed ○ Thu ○ Fri ○ Sat

Date ....

○ Sun ○ Mon ○ Tue ○ Wed ○ Thu ○ Fri ○ Sat

Date ....

○ Sun ○ Mon ○ Tue ○ Wed ○ Thu ○ Fri ○ Sat

◯ Sun ◯ Mon ◯ Tue ◯ Wed ◯ Thu ◯ Fri ◯ Sat

◯ Sun ◯ Mon ◯ Tue ◯ Wed ◯ Thu ◯ Fri ◯ Sat

Date ....

○ Sun ○ Mon ○ Tue ○ Wed ○ Thu ○ Fri ○ Sat

Date ....

☐ *Sun* ☐ *Mon* ☐ *Tue* ☐ *Wed* ☐ *Thu* ☐ *Fri* ☐ *Sat*

Date ....
○ Sun ○ Mon ○ Tue ○ Wed ○ Thu ○ Fri ○ Sat

Date ....

☐ Sun ☐ Mon ☐ Tue ☐ Wed ☐ Thu ☐ Fri ☐ Sat

Date ....

◯ Sun ◯ Mon ◯ Tue ◯ Wed ◯ Thu ◯ Fri ◯ Sat

Date ....

☐ Sun ☐ Mon ☐ Tue ☐ Wed ☐ Thu ☐ Fri ☐ Sat

Date ....

☐ Sun ☐ Mon ☐ Tue ☐ Wed ☐ Thu ☐ Fri ☐ Sat

Date ....

○ Sun ○ Mon ○ Tue ○ Wed ○ Thu ○ Fri ○ Sat

Date ....

☐ Sun ☐ Mon ☐ Tue ☐ Wed ☐ Thu ☐ Fri ☐ Sat

Date ....
○ *Sun* ○ *Mon* ○ *Tue* ○ *Wed* ○ *Thu* ○ *Fri* ○ *Sat*

Date ....

◯ Sun ◯ Mon ◯ Tue ◯ Wed ◯ Thu ◯ Fri ◯ Sat

Date ....
○ Sun ○ Mon ○ Tue ○ Wed ○ Thu ○ Fri ○ Sat

Date ....

○ Sun ○ Mon ○ Tue ○ Wed ○ Thu ○ Fri ○ Sat

Date ....
○ Sun ○ Mon ○ Tue ○ Wed ○ Thu ○ Fri ○ Sat

Date ....

○ Sun ○ Mon ○ Tue ○ Wed ○ Thu ○ Fri ○ Sat

☐ Sun ☐ Mon ☐ Tue ☐ Wed ☐ Thu ☐ Fri ☐ Sat

Date ....

☐ Sun ☐ Mon ☐ Tue ☐ Wed ☐ Thu ☐ Fri ☐ Sat

Date ....

○ Sun ○ Mon ○ Tue ○ Wed ○ Thu ○ Fri ○ Sat

Date ....
○ Sun ○ Mon ○ Tue ○ Wed ○ Thu ○ Fri ○ Sat

.

Made in the USA
Monee, IL
09 January 2023

24878972R00069